IGBO KWENỤ!
HAA!
KWENỤ!
HAA!
KWEZUONỤ!
HAA!

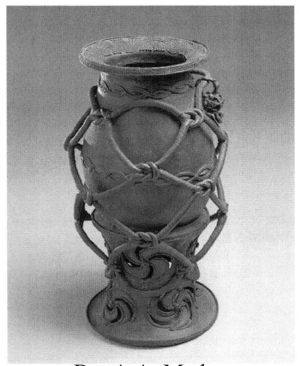

By: A.A. Madu

Dedication

This book is dedicated to the Igbo children born at home and outside the Igbo land all over the world. May you see a reason in this book to hold your head high, knowing that you too matters in the make up of this world.

You come from a group of people endowed by their creator with life, liberty, and pursuit of happiness.

Education is those things a child can act about. Seize the moment! Act now!

Acknowlegement

Publisher- AuthorHouse

Cover Design- Ogechukwu Madu

Typing and Page Design-Ogechukwu, Onyebuchi, Onyemaobi, Nneka and my lovely wife, Rita Madu, who always puts my feet in the fire to produce.

Table of Contents

Preface

Every sentence in the lesson and dialogues of this book is written two times, first in Igbo then in English, so you can understand the meaning. The A group of vowels: A ị Ọ Ụ are stressed because of the dot underneath it. A is the only vowel without the dot underneath it. Here is how you pronounce the stressed vowels: A as in Apple, ị as in Igloo, Ọ as in Ox, and Ụ as in Aw. The E group of vowels: E I O U are pronounced E as in Egg, I as in Ink, O as in Orange, and U as in You. The consonants are pronounced the same as in English. After reading each lesson for the first time it is most important to read the conversation, stories and songs aloud. Read slowly at first and then gradually increase your speed to a normal rate. When you are ready, do the quiz on some of the pages to see if you are ready to move on. It is important to remember the vowels because the vowels not only help your pronunciation but also imprints the key expression in your mind, by accustoming yourself to speaking naturally and easily you will attain a flow and rhythm which is the essence of speaking Igbo the way Igbo's do.

Introduction

Do not let others who don't even know you and your ancestors define you in the book of history. Why because it will never, ever going to be in factual, objective and respectful eyes, but with prejudice and ignorance combined. As Dr. Thomas F. O'Brian of University of Houston is doing to us now in his lectures and videos, Eric R. Wolfe and Richard N. Henderson in collaboration with Byron Maduegbuna, Mike Agbakoba, Obiekwe Aniweta, Ifekandu Umunna, T.C. Ikemefuna, P. Aniweta Achukwu, and the late

Okunwa T.B. Akpom did in their history books. Some time and effort will be required to clear up their mess. Dr. O'Brian definition of Igbo is meaningless and false. Nobody in his right mind should believe this nonsense.

Igbo is about 40 million people living in southeast Nigeria. They have known themselves as Igbo people. (not "Ibo". Ibo is a corrupted version by the Europeans who were unable to pronounce the word "Igbo".) Igbo is the language spoken by the Igbo people.

After setting up a meeting with Dr. O'Brien in his office, he replied with the letter below:

Following up on our meeting last month, I have been examining history texts on the Igbo people. I have found no reference to the statement in Eric Wolf's work linking the term slavery to the term Igbo. The roots of the term are variously ascribed to the meanings "upland people" and human. In the absence of any supporting scholarly evidence I have concluded at this point that my remark in my World Civilizations lecture was based on scholarship that was apparently in error. I appreciate you're bringing this issue to my attention. And as I mentioned in our meeting that lecture material is no longer being used by me, and will not be broadcast by the University of Houston.

Best, Tom O'Brien, Professor of History.

The Igbo Alphabet

a b ch d e f g gb gh gw
h i ị j k kp kw l m n o ọ
p r s sh t u ụ v w y z

A B CH D E F G GH
GW H I Ị J K KP KW L
M N O Ọ P R S SH T U
Ụ V W Y Z

Ihe Omume/
Complete these words

Okwu Nkọwa:

Nke a bụ agba ọhuru nke akwukwọ Igbọ. Otu ndị ụmụaka kwesiri ịkpọpụtạ aha ọbụlạ dịna ya.
Nke a mere akwụkwọ a ji dị ebube: pụkwa iche.

Kwuo:	i-be = ibe
	ọ-kụ = ọkụ
Say:	e-ke = eke
	ụ-dọ = ụdọ
	a-nyị = anyị
	ị-gụ = ịgụ
	ụ-lọ= ụlọ
	ọ-zọ=ọzọ

Fill in the blanks with (gw):
ọ-ụ = ọgwụ
-ọrọ = gwọrọ
a-ọ = agwọ
a-a = agwa
e-u= egwu
e-ure-u = egwuregwu
u-u= ugwu

Tinye: (ch) na-ohere ndịa ka owere
mezue ọkwụ ndịa.
Complete these words with "ch"
i-e = iche
a-ụ = achụ
ị-ọpụta = ịchọpụta
ụbọ-ị = ụbọchị
a-ọghị = achọghị
u-e = uche
ọ-a = ọcha
-ụpụnụ = chụpụnụ

13

Mezuo (kw)

a-a = akwa

ụ-ụ = ụkwụ

u-u = ukwu

o-u = okwu

ise-u = isekwu

ogechu_u = ogechukwu

-uo = kwuo

a-ụ-ọ = akwụkwọ

chu-u = chukwu

Tinye (nw)

-eke = nweke

-aayị = nwaayị

-ịka = nwịka

ọ-ụ = Ọnwụ

a-ụ = anwụ

e-ekwara = enwekwara

e-ete = enwete

-ankwọ = nwankwọ

-aakwụkwọ = nwaakwụkwọ

Mezuo (gw)

i-e = igwe

o-u = ọgwụ

-ọrọ = gwọrọ

a-ọ = agwọ

e-u = egwu

e-ure-u = egwuregwu

u-u = ugwu

Tinye (kp)

-ọrọ = kpọrọ

-asịrị = kpasịrị

m-ụrụ = mkpụrụ

o-u = okpu

-atara = kpatara

a-a = akpa

o-uru = okpuru

ọ-ọ = ọkpọ

o-oro = okporo

Mezuo: (gb)

i-o = igbo

e-e = egbe

m-e = mgbe
gụ-ụrụ = gụgbụrụ
m-ịrị-a = mgbịrịgba
a-alaga = agbalaga
-asara = gbasara
ụ-ọ = ụgbọ
e-u = egbu

Tinye (gh)
abịa-ị = abịaghị
a-a = agha
i-e = ighe
a-ụ-ọ = aghụghọ
ana-ị = anaghị
ọdị-ị = ọdịghị
-ara = ghara
ọchọ-ị = ọchọghị
aza-achịkwa = azaghachịkwa
adị- ị = adịghị
adị- ịkwa = adịghịkwa
amụ-arịkw = amụgharịkwa
ọdị-ịkwanị = ọdịghịkwanị

Tinye: (ny)
Ti-e = Tinye
o-e = onye
o-i-e = onyinye
e-e = enye
eti-e = etinye
ba-ere = banyere
ti-ere = tinyere
ko-ere = konyere
a-ị = anyị
a-a = anya
o-emaobi = onyemaobi
o-ebuchi = onyebuchi
o-a = ọnya
-ere = nyere

SYMBOLS

Vowels: A ị Ọ Ụ

Vowels: E i O U

Vowels: a as in apple
  ị as in igloo
  ọ as in oil
  ụ as in law

Vowels: e as in egg
  i as in ink
  o as in orange
  u as in you

Symbols	English equivalent	Igbo
A	fat	ala
E	sit	eta
I	meet	ji
O	note	obi
U	food	ube

Ọnụ Ọgụ/Counting Numbers

1 otu
2 abụọ
3 atọ
4 anọ
5 ise
6 isi
7 asaa
8 asatọ
9 itolu
10 iri
11 iri na otu
12 iri na abụọ
13 iri na atọ
14 iri na anọ
15 iri na ise
16 iri na isi
17 iri na asaa
18 iri na asatọ
19 iri na itolu

20 iri abụọ
21 iri abụọ na otu
22 iri abụọ na abụọ
23 iri abụọ na atọ
24 iri abụọ na anọ
25 iri abụọ na ise
26 iri abụọ na isi
27 iri abụọ na asaa
28 iri abụọ na asatọ
29 iri abụọ na itolu
30 iri atọ
40 iri ano
50 iri ise
60 iri isi
70 iri asaa
80 iri asatọ
90 iri itolu
100 narị

Multiplication Table Song

2 x 1=2 Abụọ gbakọ otu
onye gị abụọ
2 x 2=4 Abụọ gbakọ abụọ
onye gị anọ
2 x 3=6 Abụọ gbakọ atọ
onye gị isi
2 x 4=8 Abụọ gbakọ anọ
onye gị asatọ
2 x 5=10 Abụọ gbakọ ise
onye gị iri

Picture & Words

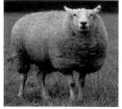

Sheep
aturu

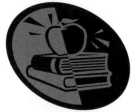

Books
akwukwo

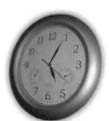

Clock
elekere

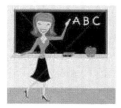

Teacher
onyenkuzi

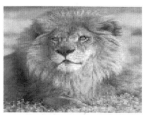

Lion
Agu

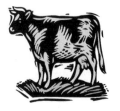

Cow
ehi

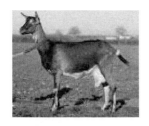

Female Goat
Ewu

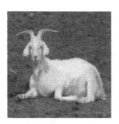

Male Goat
mkpi

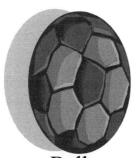

Ball
bọọlụ

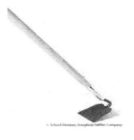

Hoe
ọgụ

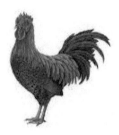

Rooster
ọkụkọ
okeọkpa

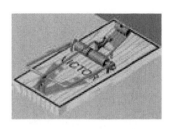

Trap
ọnya

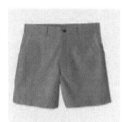

Pant
ịba

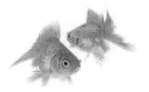

Fish
azụ

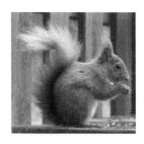

Squirrel
ọsa

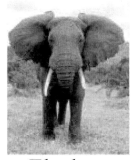

Elephant
enyi

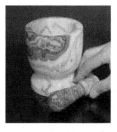

mortar
Ikwe

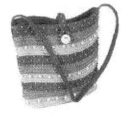

bag
akpa

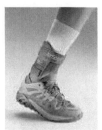

leg
ọkpa

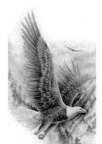

eagle
egbe

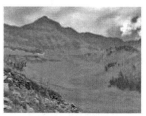

mountain
Ugwu

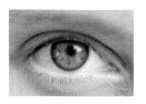

eye
anya

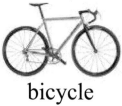

bicycle
Igwe

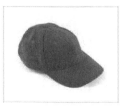

cap
okpu

Parts of my body

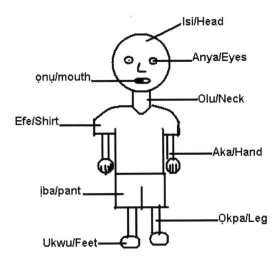

My Head/Isi mụ
My Eyes/Anya mụ
My Mouth/Ọnụ mụ
My Neck/Olu mụ
My Shirt/Efe mụ
My Hand/Aka mụ
My Pant/Ịba mụ
My Leg/Ọkpa mụ
My Feet/Ukwu mụ

Igbo Musical Instruments

Ogene- Cowbell

Nkwa- Drum

Ịchaka- Tambourine

mgbịrịmgba- Bell

Ekwe- Timpani

Opi- Horn

Ubo- Guitars

Ngelenge- Xylophone

Aha Ụmụ Igbo, na-ihe ọpụtara/Igbo Names and Their Meanings

Ada
Daughter

Adamma
Beautiful daughter

Amaka
Beautiful girl

Anị, Ala
Land

Obi
Heart or Compound

Obiọzọ
Compound of a chief

Obinna
Daddy's heart desire in choosing a son.

Obidike
The heart of a man, Compound of a warrior

Obịogaraya
The compound of a rich chief

Obidiya
Husband's perfect choice of a wife.

Obịoma
Good Hearted person

Ogechukwu
God's time is the best

Ogechi
God's time

Chukwu
God

Chukwudi
God exist

Chịomm
Good God

Chi ọjọ
Bad omen, bad luck

Orisakwe
God in agreement

Nwoke
A man

Amaechi
Nobody knows tomorrow

Enyinnaya
Daddy's Son who is his best friend

Obiọhọ
The thinking of the public

Obiechile or Obiechịna
The linage continuity

Obiefuna
May your heart be in peace

Dike
Strong man

Onyejiaka
Who is sure

Ọhamara
Made public

Ụkachukwu
God's decision
God's matter
Church of God

Ugo
Precious
Crown
Honor

Nwadịnobi
Beloved Child

Amarachi
God's blessings

Okoafọ
Son born on afọ day

Ụzọma
Good fortune

Okoroafọ
Son born on the afọ day

Oye, Orie   *Days that make*
Afọ   *up the Igbo week.*
Eke
Nkwọ

Nwaoye
The child born in oye or orie
day.

Nwaeke
A child born in eke day.

Nwaafọ
A child born on afọ day.

Nwankwọ
A child born in nkwọ day.

Ozurumba or Ozumba
A well known public figure.

Uchendu
Thinking of living
Prosperity

Ucheọma
Thinking with pure heart
Good wish

Okonkwọ
A son born in nkwọ day.

Amadịọra
God of thunder

Ikemuefuna or Ikemefuna
May I succeed.

Udo
Peace

Udoka
Peace is better when compare with violence.

Ezenwa
Pride son

Obiakọ
Genius mind

Agbala
Oracle of the cave

Ogbuefi or Oghuehi
Titled man

Ezeugo
The precious chief

Mbanta
Small village in Igbo land.

Mbaukwu
Big village in Igbo land.

Enyi
An elephant which means that the child is a big boy Huge at birth

Madu or Mmadu
Human being

Madukaego
A person or friend can help you better than money.

Maduako
Human being is not scarce.

Maduabị
Now a good person has finally join the family.

Chinyere
Gift from God

Ngozi
God's blessing

Chi
God

Nduka
Life is better

Types of Igbo Food

Ji
Yam

Ede
coco yam

Ofeegusi
Melon soup

Egusi
melon

Onugbo
Bitter leaf

Ofeonugbo
bitter leaf soup

Ofensara
Soup made
with snails in
it

Nsara
snails

Okporoko
stockfish

Ofeokporoko
stockfish soup

Akwa
Egg

Akpụ
Fofo

Ose
Pepper

nnụ
Salt

Ọka
Maze

Ọsụọka
Grinded maze

Garị
Grinded cassava

Ọha
Vegetable leaf

Akịdị
Beans

Ọsụakịdị
Grinded beans

Akara
Grinded fried beans

Une-ukamụ
Plantains

Une
Banana

Ọkpa
Grinded beans

Ụkwa
Igbo proteinous beans

Ụgba
African Agbaja beans

Igbo Proverbs

Uche bụ akpa, onye ọbụna
nya nkeya.
*Everybody has his/her own
plan that appears to be right
to the individual.*

Isi kọta ebu, ka ebu na-agba.
*There is a consequence for
every action.*

Oje mba enwe ịrọ.
*It is advisable for a traveler
to be a peace maker.*

Onye jị onye na-ala, jị
onweya.
*A man who holds his fellow
man down can only rest when
he left him loose.*

Chi ewere ehihe jie.
They meet with darkness in the day time and grope in the noon day as in the night.

Dịkpa akwọ chaa aka tiere ọkụkọ akị.
All the effort is in vain.

Akpịrị sị ụmụ ya, na-ihe na-ekpo ọkụ ga emecha jụa oyi.
No condition is permanent.

Onye ọbụnna ji ọfọ, ọfọ ma onye ji ya.
Everybody claims to be telling the truth. The truth knows who is lying.

Achụọ aja ma ahụghị udele,
amara na ihe mere na-bee
mmụọ.
*In every wedding ceremony,
there must be a priest.*

Nwata kwọ aka, osoro
ọgịrịnya rie ihe.
*A well mannered child will
find favor among his elders.*

Awọ anaghị agba ọsọ ehihie
na nkịtị.
*There is a cause for every
action.*

Igwe bụ ike.
Unity is strength.

Agụ agala ahụ igwe.
*The sky can be seen at every
angle.*

Ịyi eri ọba.
A prepared mind will always
come on top.

Ogbu opi na-ehicha ọnụ.
Every man deserves the fruits
of his labors.

Ngwere nine makpụ amakpụ,
amaghị nke afọ na-arụ.
Mere anarchy, is loosed upon
the world.

Awọ anịghị agba ọsọ ehihie
na-nkịtị.
There are causes in the
actions of things. There are
general causes, moral
causes, and physical causes.
Everything that happens is
subject to these causes.

Conversational Phrases

Bịa.
Come.

Ka emesi.
Bye Bye.

Nde ewo.
Thank you.

Chukwu gozie gị.
God bless you.

Nnọọ.
Welcome.

Ije ọma.
Safe journey.

Ịkpọ ihu ọma.
Good luck.

Bịa ka anyị jee ụka.
Come let us go to church.

Ọgara ọlụ.
He went to work.

Ọgara ahịa.
She went to the market/store.

Ọ na-abịa.
He is coming.

Ọ na-ehi ụra.
She is sleeping.

Ọ na-agụ akwụkwọ.
She is reading a book.

Ọ bụ onye ọlụ nkụzi.
She is a Teacher.

Anyị na-eri ihe.
We are eating food.

Ọ na-asa ahụ.
She is taking a bath.

Ọ na-asa efere.
She is washing the dishes.

Ha na-agụ egwu
They are singing a song.

Ha na-alụ ọgụ.
They are fighting.

Amadị na-akparị m.
Amadị is teasing me.

Mba na-enyem nsogbu.
Mba is bothering me.

Ọchọghị ka mụ naya gwue
eguregwu.
She don't want to play with me.

Ọ sị na-mụna ya abụghị enyi.
*She said that she is not my
friend.*

Ọzọ ahụghị mụ na-anya.
Ọzọ did not like me.

Ụkwụ na afụ mụ ụfụ.
My feet are paining me.

Ukwu na afụ mụ ụfụ
My waist is paining me.

Okere sị na-ya atabeghị atụ
ụtụtụ.
*Okere said he has not brushed
his teeth this morning.*

Ede sị na-ụra na-atụya.
Ede said he is feeling sleepy.

Ụmụ akwụkwọ na-agbasa na-
oge ehihe.
The school will be over in the afternoon.

Ọsụọfa gafere ule ha lere.
Ọsụọfa passed his exam.

Kunyem mịrị kam ňụọ.
Give me water to drink.

Ga zaa mgbịrịgba ahụ.
Go and answer the telephone.

Kele nne gị.
Greet your mother.

Ude nna gị n'akpọ gị ọkụ.
Ude your father is calling you.

Onye ka ọbụ oge ya ịsa akwa?
Whose turn is it to wash the
cloths?

Mechie ụzọ.
Close the door.

Bịa ka anyị laa.
Come let us go home.

Isi na-awam.
I am having headache.

Agụọcha dị afọ iri.
Agụọcha is ten years old.

Onyemaobi mara ịgba ọsọ.
Onyemaobi likes to run.

Onyekachi mara ọsọ agba.
Onyekachi knows how to run.

Chike mara ọkpọ eti.
Chike is a great boxer.

Ọbịagaeri mara mma dị egwu.
Ọbịagaeri is so beautiful.

Ahaba nwere isi akwụkwọ.
Ahaba is a brilliant child.

Akpatịa dị arụ nke ụkwụ.
This box is very heavy.

Agwọ anyị hụrụ taa tọrọ ogo
logo.
*The snake that we saw today
was a very long one.*

Ụmụaka agbachala bọọl.
*The children have finished
playing ball.*

Ogechi ha meriri na bọọl taa.
Ogechi's team won the game today.

Emeka na-ehịchasị akpụkpọ ụgwụ ya ọfụma mbge nine.
Emeke polishes his shoe everyday.

Mechie ọnụ gị.
Stop talking.

Lee anya ebe ịna aga.
Look at where you are going.

Anaghịm agwa gị.
I am not talking to you.

Ga rahụa ụra.
Go and sleep.

Efe ịsụ gbalịrị elu nke ụkwụ.
Your dress is too short.

Ịba gị dị wogho wogho.
Your pant is too big.

Ezegị dị ọcha ma ịchịa ọchị.
*You have clean teeth when you
smile.*

Nneka ihe ntị gị mara mma.
Your earring is beautiful.

Nneka akpa gị mmara mma.
Your bag looks good.

Nneka ihe olugị dị mma
Your necklace is beautiful.

Azụka isi ịkpara amaka.
*Azụka your braided hair looks
good.*

Akụnna mbọ aka gị dị mma.
Akụnna your nails are beautiful.

Adaọra ụrị itere na-ịhụ na-ọnụ
amaka.
*Adaọra your lipstick and make
up look great on you.*

Ekele/Greetings

Ajuju: Kedu?
    (How are you?)

Kwuo: Ọdịmma.
    (Fine.)

Ajuju: Ndị ụlọ gị kwa nụ?
    (How is your family?)

Kwuo: Ha dị mma
    (They are fine.)

Ajuju: Gịnị bụ aha gị?
    (What is your name?)

Kwuo: Aha mụ bụ Okeke
Ọka.
    (My name is Okeke Ọka.)

Telephone Conversation

Ebere: Onye na akpọ?
    (Who is calling?)

Mr.Adibe: Ọ bụ mazi Adibe.
    (It's Mr. Adibe.)

Mr. Adibe: Mama gị ọnọ ya?
    (Is your mother at home?)

Ebere: Mama mu nọ ya.
    (Yes, my mother is in.)

Mr. Adibe: Kam kworo ya okwu.
    (Can I speak with her?)

Ebere: Chere ka mụ kpọ ya.
    (Hold on, let me call her.)
(Mother comes to the phone.)

Mrs. Ọjị: Nde ewo mazi
Adibe.
(Good day Mr. Adibe.)

Mr. Adibe: Kedu ka imere ori
akụ Ọjị?
(How are you Mrs. Ọjị?)

Mrs. Ọjị: Ọdị mma.
(I am fine.)

Mr. Adibe: Kedu mgbe ịchọrọ ka mu
kpọta Adam ka ịkpa ya isi?
(When will you like me to
bring my daughter for you to
braid her hair?)

Mrs. Ọjị: Ọ ga dị ma ụbọchị
ụka.
(Bring her over on Sunday.)

Mr. Adibe: Aga mu eme ka
isiri kwo.
    (I will do it as you said.)

Mr. Adibe: Ka emesia
            (Goodbye!)

Libation with kola nut
IGBO KWENỤ!
HAA!
KWENỤ!
HAA!
KWEZUONỤ!
HAA!

Is the democratic cry in any gathering or meeting among the Igbo speaking people. To begin a discussion of any matter, the kola nut will be offered to our ancestors in respect:

Naa anyị ha bịa were ọjị.
Ise!
Onye wetara ọjị nwetara ndu!
Ise!
Ihe ọbụna anyị ga eme na-ụbịchị taa gabụ ihe agọzịrị agọzị!
Ise!

Mgbe anyị gata ọjị a ka anyị
tata ndụ na-aruịsị ịke!

Ise!

Mgbe anyị ga ala ụkwụ
akpọla anyị, ndị iro ahụle
anyị!

Ise!

Ndụ nwoke, ndụ nwanyị!

Ise!

Ndụ mịrị ndụ azụ!

Ise!

Egbe bere ugo bere nke sị na-
ibe ya agaghị ibe, ya zị ya
ụkwụ osisi ọga ebe saa!

Ise!

Ọbịra be onye abịa gbule ya,
Ọla ba ka nkpukpu apụna ya!

Ise!

Ọgwụm na-olu!

Ise!

Ụmụ igbo ga asị na-ogburu
ihe ewu na-eri.

Ihe ọbụla agbakọ bara maka
ịdọzị ọnụdụ anyị ebiri ọkụ.
Nnkea bụ ekpere ụmụ igbo.

Libation with kola nut.

IGBO KWENỤ!
HAA!
KWENỤ!
HAA!
KWEZUONỤ!
HAA!

Is the democratic cry in any gathering or meeting among the Igbo speaking people. To begin a discussion of any matter, the kola nut will be offered to our ancestors in respect:
The spirit of our fathers we honor you with the presentation of this kola nut!

Amen!

The person that brought this kola nut brought life!

Amen!

May all of our plans here today be successful!

Amen!
May our gathering here today
be a blessing!
Amen!
When we eat this kola nut,
may we receive long life and
prosperity!
Amen!
When we leave to our
respective homes, may we go
in peace!
Amen!
Let men and women be
blessed according to their
hearts desire!
Amen!
Let the water be pure for the
sake of the fish that lives in
it!
Amen!

Let our children prosper in every endeavor and carry our footsteps to posterity!
Amen!
Let our children achieve greater things than we did!
Amen!

Marriage in Igboland

Mma nwanyị bụ di ya!
Nwanyị ezị agwa, di ya
anaghị ajụ ihe osiri.
Nwanyị ọma ka ana
akpọ:
*Ori aku dị ya.
*Odezi aku di ya.
*Enyị dị ya.
*Obi dị ya.
 *Elebe ụgwụ egbo ewụ.
*Nwanyị ọma.

Marriage in Igboland

In Igbo land marriage is an alliance between the families of the bride and groom and their relatives. The process of betrothing and marrying an Igbo lady is a long ceremonious one because the contract is not just for the two peoples that want to get married. Sometimes it takes some years.

Nothing in marriage is easy; to the Igbo's they take this matter seriously because the prestige of the families and well wishers are at stake.

The behavior of the lady is very important than the physical beauty.

Birth Song

Ọ bụghị ma nwa; onye ga
enyem. (x2)
Ugwu jọjị,
Onye ga enyem (Chorus)
Isi ewu?
Onye ga enyem.
Ogboroko
Onye ga enyem.
Azụ ndụ
Onye ga enyem.

*I will find favor in my
children. They will bless me
in my old age by taking good
care of me as I am taking
good care of them now that
they are young.*

Mourning Song

Dibe Dibe Dibe
Ndidi ka ma, onye
Omere ya dibie oo
Na nididi ka mma.

Endure the pain of the
deceased relative .
Whomever it happens to,
should endure.

Childern Song/
Abụ Igbo nke ụmụntakịrị

Nne nye m
Nna nye m
M taa ose
Ňụọ mmịrị
Afọ ejụ m

If my mother gives me food
and my father gives me food
and I eat pepper and drink
water, I will be full.

Song about Schooling

Akwụkwọ na atụọ ụtọ
Ọ na ara ahụ na mmụta
onye nwere nkasị obi
Ọ ga a mụta akwụkwọ
Ma ọbụrụ na-nne gị na-nna gị
Nwere ego.
Ma ọbụrụ na-nne gị na-nna gị
Nwere ego.
Achịrị mụ ọchị
HA HA HA HA HA
EGOOOOOOOOO
Achịrị mụ ọchị
HA HA HA HA HA
EGOOOOOOOOO

Learning is difficult but with determination and perseverance you can make it in any field of your choice.
I laugh too because you have to win scholarship if your parents does not have money.

<u>Labor Song</u>
Nike nike
Ka anyị jị
Alụ ọlụ
onye ọbụ na
Nike nike

*By our strength we perform
our duty. Let us not be weary
in our labor.*

Freedom song

Ọdịm ka m nọ na-igwe
ụgbụa.
Ọdịm ka m nọ na-igwe
ụgbụa.
A gafegwom Jordan we rue
ebe obi bịm.
Ọdịm ka m nọ na-igwe
ụgbụa.

*My battle is over, I am
victorious. Thank heavens my
dreams has come true.*

Song about Worship

A maram ya
Ọ dị ebube
Ọ bụ ya be eze ebube
A maram ya.

I know Him
He is wonderful
He is the God almighty
I love Him

Abụ Otuto/Church Song

Tụọrọ ya mma mma
Tụọrọ ya mma mma

Sị ya na omela
Sị ya na omela

Eze chịọma

Tụọrọ ya mma mma

Sị ya na omela

Sị ya na omela

Tụọrọ ya mma mma
Tụọrọ ya mma mma

Eze chịọma
Tụọrọ ya mma mma
Sị ya na omela

Blessed is our creator.
Give Him thanks in all
his wondrous works.

Onye akpa la nwagụ aka na-
ọdụ, ma ọdị ndu ma ọnwụrụ
anwụ oo

It is never a good idea to
mess with a lion's tail. Don't
get lions upset. It might be
deadly.

Okeke and Alligator Pepper

Ọkeke tara
Ose ọjị da na
Ala tie mkpụ

Okeke eat alligator pepper not knowing that it is hot, fell down with a loud cry.

A Good Child makes their parents happy.

Nwata na eme nne ya na-nna ya obi oma.

Akụkọ a bụ maka nwata agwa ya dị mma. Ọ na-asọpụrụ nne ya na-nna ya. Ọ na-asa efere ma orisie ihe. Ọ na-ejekwa ozi dị iche na-iche. Ọ na-ege onye nkụzị ya ntị nke ọma. Ọ na-amụta ihe nke a na ezi ya na-ụlọ akwụkwọ. Mgbe ọ latara na-ụlọ nne ya na-nna ya, ọ na- eleba anya na-ihe amụrụ na- ụbọchị ahụ na-ụlọ akwụkwọ.

Nwata ọma anaghị atụ asị megide mmadu ibe ya. Ọ naghị ezu ohi. Ọ naghị ekwo ekworo. Ọ naghị alụ ọgụ. Ọbụ onye na achọ ụdo. Ọhụrụ mmadu ibe ya na-anya dị ka ọhụrụ onwe ya. Ọ na enyetu umunne ya na ndi enyi ya ihe nke onwere.

A Good Child makes their parents happy.

Story about a child that makes her parents happy.

Well behaved children respects their parents. They wash dishes after eating. They do all their duties. They listen to the teacher at school. They do all of their homework. They don't tell lies against other people. They don't envy people. They don't fight. They don't argue. They like to make peace with everyone. They like to help other people. They like to share things with brothers, sisters, and friends.

The Lion and Three Sheep
(Ụmụ Atụrụ)

Agụ hụrụ ụmụ atụrụ, atọ ka
ha nọ na-ata ahịha. Agụ
gwara ha sị, ka ha pụta zere
anwụ na-ukwu osisi. Ụmụ
atụrụ ahụ we zaa ya sị, mba,
agụ na-atụrụ abụghị enyị. Ị
na-achọ ka irie anyị na-ndụ.
Onye nwe atụrụ ahụ wee gba
agụ egbe ụnụ atọ. Agụ gbara
ọsọ dị egwu. Ọňụrụ iyi na-ya
agaghị enye ụmụatụrụ ahụ
nsọgbọ ọzọ.

The Lion and Three Sheep

The lion saw three sheep as they were grazing in the field. The lion said to them, "Come and lay with me in the shade." The three sheep replied, "No, because you will eat us for lunch." The shepherd saw what was happening, so he took out his gun, fired a few shots at the lion, and the lion ran away. So since that day the lion never bothered the three sheep again.

The Cat and The Mouse
(Oke Na Nwamba)

Oke bụ anụ na-ebi na-
ọhịa. Oke ụfọdụ na-ebinyere
dị mmadu na-ụlọ ha, nọrọ na-
ime ọnụ ha tụrụ, wee na-
apụta na-abalị na-atakasị ihe
dị nwe ụlọ. Oke na-atakasị
akwa, azụ, na-akwụkwọ ndị
mmadu.

Ndị mmadu na-esi
onyaigwe maka ijide oke ahụ.
Ụfọdụ mmadu na-azụta bụsụ
(nwamba) debe na-ulo ha.

Oruru otu ụbọchị oke
bịara na-ụlọ enwere nwamba.

Nwamba sịrị oke ahụ ka
ọbịa ka ha gwo egwuregwu
na-ịlọ. Oke ahụ juọ ya ajụjụ
sị, "Ọbụ mụ bụ oke ga apụta
na-ebe mụ zoro? Nwamba

siri ya ọzọ ka ọpụta ka ha tọọ
bọlụ. Ọke sị ya mbaa, "na-ihi
na-ya bụ oke, na-nwamba na-
oke abụghị enyi chacha.
Ngbe na-adịghị anya, agụ
gụrụ oke ahụ. Oke wee pụta
ka achọ ihe ọ ga eri. Nwamba
sị na-ebe ozoro gbapụta we
chụba oke ahụ na ọ nụ ya.
Oke kelere chi ya otu osiri
zọpụta ya na aka ọnwụ bịara
ịgbụ ya.

The Cat and the Mouse

Mouse is an animal that lives in a forest. Some mice live in people's houses. In the night they come from their hole, destroying people's property such as clothes, fish, and books. People set a trap to catch the mouse. Some people will by a cat to put in the house. One day a mouse came in the house where there was a cat, the cat told the mouse to come and play with him in the open. The mouse asked him "Am I the one you're asking to play with you from my hiding place?" The cat said, "Yes" and repeated his request for the mouse to come and play ball. The mouse said "No, because I am a mouse and you are a cat, and we can never be friends." After a while the mouse became hungry and came out for food, thinking the cat was away. Suddenly the cat came out from his hiding place, quick as lighting, and chases the mouse back to his hiding place. The mouse thanked his god for saving him from an untimely death.

Palm Tree in Igbo Land
(Osisi Nkwụ Ụmụ Igbo)

Osisi nkwu bụ ezi osisi na
ala Igbo. Ụmụ Igbo huru ya na-
anya nke ụkwụ. Osisi nkwụ dị
ka ezi nwa na-obi ụmụ Igbo.
Nkwụ na-enye ha manụ ha jị esi
ihe orịrị. Ọ na-enyekwa ha osisi
ha jị aza ụlọ. Akwụkwọ ya bụ
ihe ewu na-atụrụ na-eri. Igbo jị
ogboro nkwụ atụ ụlọ na iru ụhọ.
Akị si na-osisi nkwụ apụta ka
ụmụ igbo jị ata ụkwa. Jị kwere
ya na-ata garị, ma agụ na-agụ
mmadu. Avụvụ akị ka ụmụ Igbo
jị eme Ogbeduru eji amụ ọkụ.

Mkpekere akị ka eji esi ihe
dị ka nkụ, na ọkụ. Ụmụ Igbo
na-emeputa ncha site na-
manụakwụ.

Mmanyị na-apụtakwa na-
ukwu osisi nkwụ ka Igbo na-
anụ.

Palm Tree in Igbo Land

Palm tree is an important tree in Igbo land. The Igbos love this tree so much. Palm tree is like a loving child to the Igbos. Palm tree gives the Igbos palm oil that they cook their food. They use the bark to build houses. They use the branches to make brooms to sweep their compound. The leaves are eaten by the goat and sheep. They use the palm front to make rope, and also to build fences.

The palm cannel is planted for future palm trees. The palm canal is eaten by the Igbo as food with ukwa, beans, and gari, and tapioca. The fibers are used in making candle sticks. The shells from the canal are used as wood for cooking. The Igbo's make soap from the palm oil. They also tap the palm tree for wine to make merry.

As you can see there is no part of this lovely tree that is wasted by the Igbo people.

Keeping Yourself Clean
(Ịdebe Onwe gị Ọcha)

Ị ga na asa ahụ gị nke ọma, ụbọchị nine. I ga ata atụ na-isi ụtụtụ. Ọ bụrụ na ị nwere brọọshị na tutupest were ha sacha eze gị mgbe ị risiri ihe oriri.

I ga asa akwa gị nke ọma, ma nke ị na eyi na-ime ụgwụ, ma nke ị na-eyidu na-elu ya. Ọ bụrụ na ị saghị ha ọfụma, ha ga na esi nsị ọjọọ. Ọria nwere ike bịa gị na ịhị akwa ruru ụnyị ịsụ. Ọ bụ ihe kwesiri ekwesi ka mmadụ were ncha na akwọ aka mgbe ọbụla ojere nyụọ nsị na-nwaamiri.

I ga ebe mbọ aka gị na-
mbọ ukwu gị mee ka ha
ghara iru ụnyị mgbe ọ bụla.

Keeping Yourself Clean

You must take a bath everyday. You must brush your teeth in the morning. You can brush your teeth after eating. You must wash your clothes, both underwear and outerwear. Failing to do that will lead into sickness.

It is a good thing to wash your hand before you put food into your mouth. It is for your best interest to wash your hands after using the restroom. You should cut your finger and toe nails and make sure they are clean all the time.

Speak about Work
(Okwu Ndụ)

Okwu ndụ banyere ịlụ ọlụ ọbụla. Nwamụ ọma, onye ọbụ la agụ na agụ, ga adị kwa ike ịlụ ọlụ. Maka na ịnọ nkịtị bụ ọdịndụ ọnwu ka mma. Ga na ubị-jị ka ị mụta ihe na-aka aňụ. Lee ọtụ osi were ihe abụghị ihe meta nrị tọgbụrụ onwe ya na-ụtọ bụ manụaňa. Ga na-ubi ka ihu otu ụmụ ahụhụ na-enweghị onye isi na-achị ha ji arụsị ọlụ ha ike, mgbenine. Na-ihi ihe ndịa nine, ka iji ga ejisị ike rụba ọlụ gị bụ ịmụakwụkụ. I ga abụ onye eturu ụgọ na-mbe na-adịghị anya.

Speak about Work

My child, he who likes to eat must work, for to be idle is to deny yourself the joy of living. Look in your fields and gardens, you will be taught a great lesson by the master teachers, the bees who gather pollen to make the sweetest food of all-honey.

Furthermore, visit the ants and learn that, without a supervisor, they diligently do their daily work.

Therefore turn on your light and get to your study room and get busy, you will surely succeed indeed.

Our Journey To America
(Ije Anyị nobodo Amerika)

Ihe echere abụghị ihe anyị hụrụ mgbe anyị rụrụ na-obodo Amerika

Anyị n'abịa ka anyị gụọ akwụkwọ laghachi n'obobo nke anyị sịrị bị, bụ ala Igbo. Anyị agụcha akwụkwọ ma ihe adịghịkwa ọtụ Okwesịrị, na-obodo anyị. Nkea mere anyị jịrị nọdụ n'achọ ụzọ anyị si ga emezi ihe gbagọrọ agbagọ ka ọkwụrụ ọtọ.

Ma ọdịghị ofele. Igbo tụrụ ịlụ sị "n'onye si esi n'ụka ya si esi". "Anwụ ga ama ndị kwụ ọtọ tụpụ ọma ndị nọdụ n'ala."

Ndị nwe obodo Amerika ga enwetacha ọlụ tụpụ orue anyị aka. Mgbe inwetere ọlụ, ọbụrụ

nke ndị obodo na-agbara ọsọ.
(Okerie ọnwụa!) Ijecha ya bụ ọlụ
bata na-ulo, ka izuo ike, tụpụ
iyipụ efe gị, ụra eburu gị, n'ịhị
n'ahụ gị dị ka ihe tịnka mere
panị.

Mgbe adịghị anya, ịmalịe
ịgwụ aja ọzọ. Mmadu anaghị ezu
ike na-obodo Amerika.

"Igbo tụrụ ịlụ sị na-afọ
ekweghị ọkpa zuo ike." N'obodo
Amerika, ụgwọ anakwụ akwụ ka
nkụ.

Obodo bụ ọnwụ anụ nkpe.
Ndị mmadu enweghị oge ka ha
na ụmụha nọkọ. Na'ihi ya, anyị
enwekwaghị ohere, sụọrọ ụmụ
anyị mụrụ asụsụ igbo nke anyị
mara ọfụma. Asụsụ Amerika
abụrụ nanị ihe ha na asụ. Obi
adịghị ọtụtụ mmadu mma ịhụ na-
ụmụha enweghị ike ịsụ asụsụ
Igbo.

Obodo Amerika bụ onye
na-nke ya. Onye na-nke ya. Ọna

afịa ahụ ụmụ mmadu ịzụkọta tụọ
elulo maka ọganihu ụmụ Igbo.
Oge ọlụ ọnye ọbụla dị n'iche
n'iche. Ụmụ Igbo mụrụ amaghị
kwa ibeha. Ole ọtụ ha na-ibeha
ga esi lụa dị?

Ole ọtụ ha ga esi nyere
ibeha aka ịmụ akwụkwọ? TV bụ
ọkacha mara na-obodo Amerika.
Ụmụaka mụtacha ihe tv
kuziereha. Omumeha adị ka nke
ndị isi ha n'ezughịkwa oke.

Ọbụ ụdị nsọgbụ dịị
n'obodo Amerika ka nne na nna
n'agba mbọ ịma ma ọdị ihe ha
n'ụmụ ha, ịkwụ n'ibe, ga
emechata ihea, tụpụ ihe mmadu
nwe abụrụ ihe onye ọzọ.
Ike nile etinyere n'ịzụ ụmụaka,
ịnyere ikwu na-ibe n'obodo anyị
aka, ịkwụ ụgwọ ụlọ, ụgwọ ọkụ,
ụgwọ mịrị, n'ụgbọ ala, enyeghị
kwa dị n'nwunye ohere banyere
onweha. Ha na ese okwu banyere
ọtụtụ ihe eji atụ ndụ mmanụ.

Onye ndị iro gbara gbụrụgbụrụ
na-eche ndụ ya nche mgbe nine.
Ụmụ Igbo ụnụ arahụla ụra!

Ka anyị wepu aka enwe
n'ofe mgbe ọghọbeghị aka
mmadu.

Ka anyị were ehihie chụba
ewu ojii mgbe chi ejibeghị.

ịkwụ na-ịbe chọrọ ịbịa were
anya ha hụ, ala jụpụtara na-
ịgwụrụbe na-manụanụ. Mgbe
ọhụrụ n'ego anaghị amị na-elu
osisi, otie mkpu n'oke ọlụ kpọba
chi ya, nne na-nna, ịkwụ na-ibe
ka ha bịa zọpụta ya na-naka
nsogbu oji ụgwụ ya zọba nye.
Ọgaghị adị anya ọchọpụta
n'onweghị nne na-nna nọọ nso
ga azọpụta ya. Ọga ebido ịzọba
onweya. Laba ala adịkwaghị nso.
Obụlara onye ọnya matara. Ya bụ
nwa ọkụkọ, aka agbarala ya.
Ọtụtụ ndị enyim tunyere ndụ ha
n'obodooa ebuka. A hụghị onye
akọrọ. Nndị akọrọ anaghị aghọta.

98

Our Journey To America

What we hear, is not what we see. We were told we were coming to the land of milk and honey. We came to study and then go back home. When we finished our educational pursuit things changed, which made most of us to stay in America. Solving some of the problems back home wasn't easy because it wasn't the intended plan. We had to look for a job to make ends meet in this society. Most of the jobs that were available were low paying jobs, because the higher paying jobs were giving to the citizens first, and we got the leftovers if we were lucky. These type of jobs take a lot of energy, because they were usually manual jobs. When you come home from work you are so tired. You forget to change out of your clothes before you fall asleep. You feel like you have been knocked out by a professional boxer. Then after what feel like a few minutes your alarm clock wakes you up to go back to work again. You rarely spend time with your family. This is a daily occurrence. In America there isn't a choice to go to work, because you have bills and school loans to pay. If you can't pay any of the bills you can loose everything, you could be evicted, your car can be repossessed, and the state could take your children. These conditions made it hard to teach our language to our children. TV became our children's English teacher. This is a disappointment to a lot of parents because they feel they don't have time to teach the children their language. That's why we are writing this book to help the children to speak the language. People don't have time to associate with each other because of their busy work schedules. Instead of visiting they call each other on the phone. There is no common place to speak the language. How could their children discuss homework, and interact with each other without these kinds of places? T.V. introduced its popular culture which they learn some unmanageable behavior, which is different from our culture. These types of problems are what the parents are trying to find solutions to, as in what I am doing in this book. With the problems we have with T.V. affecting our children, we are also trying to solve the problem of our extended family back home financially. Due to these stressful situations, husband and wife sometimes quarrel because they don't have time for one another. We are just like caged birds who have no where to turn to. When you tell the people back home about your situation, they won't believe you. Then when they come to America themselves, they see the truths, but by that time it is too late and they are stuck here, finding out now they have to do everything in order to survive. A lot of people have died in this stressful environment and still many back at home are risking their lives to come to America, despite all of our warnings.

Arithmetik

Oruru otu ubochi n'ulo akwukwo. Onye nkuzi ahaya bu Mr. Eze wee gwa umu ntakiri ona akuiri Arithmetik na-ubuchi taa na-ha agaghi aru som. Umu akwuakwo ya were wulie elu kele ya. Mgbe na-adighi any, otu nwa akwukwu aha ya bu Ama, si ka ha puo igwu ekwe na-elekere asato. Onye nkuzi si ya mba, na-ha agaghi aru som taa. Omataghi ebe onye nkuzi ya si n'abia. Mgbe ogwara ha okwu "na-ubochi taa na-ha agaghi aru som. Ama juru onye nkuzi kedu ihe ha ga n'eme tutu oge ezue? O zara ya si, na-oge elekere asato bu ihe gbasara iru som. Adama si na-ya ka Oji n'ogonogo. Ka ya zii ya na-obu eziokwu ka ya na-

103

ekwo. Onye nkụzị zara ya sị,
mba na-izi, ọjị na-ya ka n'ogo
gbasara ịrụ sọm. Mgbe ọchere
uche, ghọta na ọdịghị ihe ọbụna
mmadụ n'eme agbasaghị sọm.
Ọwe mee ka umuakwụkwọ ndị
ọzọ ghọta. Ha were kele onye
nkuzi ha otu osi were ụzọ ha
n'atụghị anya me kaha mara na-
ihe ọbụla ha ga eme na-ndu ha
gbasara arithmetik.

Arithmetic Everywhere

A great teacher's method to
show her students how
mathematics is involved in their
daily life.

Animals And Plants Talk

Ose sị na-okịrịkịrị ka ana agba ose anaghị arị ose elu.
You can not climb the pepper plant. When you need to pluck it's seeds, you only go round and round the plant, there is no other way to harvest it.

Woodpecker

Ọtụrụ kpọkpọ tụrụ na-nne ya tụrụ, tụọ na-nna ya tụrụ. Nwa nnụnụ amaghị atụ jere ịtụ were tujie ọnụ ya.
A wood pecker was born to peck on woods, but when other birds who were not build to peck on wood try to do so they break their beak.

Osa / Uze

Ọsa enwe akwụ. Uze enwu
agwụ. Ha abụa bidoro izọba
akwụ. Ka ha na-alụ ọgụ.
Onye nwe akwụ buru akwụ
ya laa beya.

*The two squirrels were
fighting over the palm nuts
that do not belong to them.
They were the losers when
the owner came by while they
were engaged in the fight and
pluck the whole nuts and sold
them in the market.*

Eso sị na-ya nwa azọrọ ụkwụ
anaghị ebe akwa. Ọ bụ onye
zọrọ ya ụkwụ bere akwa.
*The centipede said that he
was not crying when he got
stepped on by people,
strangely enough it was the
human who stepped on him
that cried in disgust.*

The Ant

Akpịrịdọ na-ata onye nwe ọjị.
*The ant bites the owner of
the kola nuts when he comes
to climb the tree to pluck the
kola nuts which does not
belong to the ant.*

Elelịa nwa ite ọgbọnyụa ọkụ.
*Never under estimate your
opponents or else he will
surprise you.*

Osisi dị ndu

Osisi kpọrọnkụ ana ele anya
ọdụda. Nke dị ndu gbabịrị
daa.

*The sick that everybody was
expecting to die is still
hanging in there while the
healthy person unexpectedly
dies.*

Kamma mụ ga eri jụ afọ da
chie ụzọ Kama ka mụ kwụrụ
agụ.
*Rather than to drink and be
drunk, I will go without wine.*

Plan B

Maduanochi sị na ịgaba na-ogwe ka ijide osisi abụọ na-nsị na-eme ọsụọ ọghara.
When you are going into a business it is wise to have an alternative plan. When one fails you will have plan B for alternative action.

The Doctor

Dibe na-agwọ ọtọrọ okobere ike ya na-elu?
The Doctor that cures the sick is not immune to diseases, he can also be attacked.

Onye ụlọ ya na-agba ọkụ
anaghị achụ oke.
*When a man's house is on
fire, he has no time for
fooling around.*

Mbe sị na-ya bu ụlọ ya na-
akpagharị. Ọbụ ya mere ya
anaghị aga ije ọsị sọ. Na-ebe
ọbụla chinọ jie, ya aba na-ụlọ
ya rahụa ụra.
*Tortoise said that his shell is
his house. He walks slowly do
to the weight of his shell. But
the advantage about it was
that whenever it rains he
doesn't need an umbrella. He
will just enter his house until
the rain is over. Furthermore,
he can go to sleep at any
place as night comes, as he is
traveling.*

Ọsa si na-ya hapụ ukwu osisi,
na-ihe na-achụ ya ọsọ ga
ejide ya.
*Squirrel said that he is
nearer to the tree at all times
for his safety sake. Once he
left his comfort zone, he loses
his strategic edge over his
enemies or those who wants
to harm him.*

Ụsụ sị na-ya abụghị anụ elu
ma obụ anu ala. Ụsụ nwere
ihe anụ na-efe na-elu nwere,
Onwekwara ihe anụ na-akpa
na-ala nwera.
*Bat is a mammal with a body
like a mouse. Bat flies at
night. Bat eats insects, fruit
and a few suck the blood of
other mammals. That is why*

it is hard to classify him. He belongs to both worlds. He can fly; walk, hang upside down, eat insects, and a few suck the blood of mammals.

Ewere ụtụtụ kụta mmịrị, ọdị ka agaghị aňụ ya. Mgbe anwụ mara gị na-ụbị, akpịrị akpọ ba gị nkụ. Ọbụ oge ahụ ka ịga amata ụrụ mmịrị ahụ bara. *In the time of plenty, people don't value the importance of things, they have until they lose it or it becomes scarce.*

Ụkwa sị na-anaghị aghọta ya
dị ka esi na-aghọta mkpụrụ
ube. Na-mgbe oge ya rụrụ
ịda, ya adaa.
There is time for everything.
Everything occurs at its own
time and season.

Agwọ sị na-ihe ya mụrụ
aghaghị ịdị ogologo.
Apple does not fall far from
the tree. Snake can only be
long.

Anwụrụ ọkụ sị na-ihe ọmasịrị
ka emeya. Na-ya ga aịrịrị elu.
Na-ịhị nkaa na-ozi eziri ya
erugwo Igwe aka.
There is no smoke without
fire. No matter what, smoke
will always rise upward
toward the sky.

Osisi ọhara sị na-nnyahụlata
abagwọ ya aka.
*Man is use to pain and
suffering.*

Ọkụkọ sịrị na-ya na-eti
mkpụ, ma ihe jị ya ahaghị ya
aka.
*Cancer is out to kill his
patient period, no matter all
the treatment given.*

Nwan nkpị sị na-ihe ya jị ala
azụ ma akpụrụ ya na-eje ahịa,
bụ na-nwaoke kpụ ya nwere
ihe nya onweya nwere. Naa
ọbụrụ nwanyị okwe ya ọdịdị
He-Goat demands respect.

Ebile sị na-ya na-ala azụ
were bịa ọgụ

Ram does not fight without
gathering strength.

Ụka akara aka, eji ịsị ekwe
ya.
When every one understands
the plan of action it only
takes a signal to set things in
motion.

Nndịmụọ sị na ụkpara ntị
chịrị nọ na-afọ ụmụ nnụnụ
ezu ike.
The grass hopper that hops
without caution ends up in
the bird's gizzard.

Ọnwụ na-egbu nwa nkịta
anaghị ekwe ya nụrụ nsị nsị.
To before warned is to before
armed.

Ụgbọ sị na-anụ ya gbụrụ na-
ntị chịrịya.
Train said that he gives
warning from a far distance,
whoever crosses its way
while in motion is dead
period.

Nkita sị na-ihe ya jị eso onye
afọ toro bụ na-ọnyụghị anyụ,
ọgbọagbọ.
When you are in the mist of
things you can gain some and
lose some.

Onye amụ dị mma amaghị
ihe onye ịbị na-agabịga.
When you are rich you forget
what it means to be poor, It is
hell to be poor.

Classroom Rules and Expectations
(Iwu ulo akwukwo)

Agha amara okwu anaghi eri onye ngwuro. Atuoro omara omara. Atuoro ofeke ofeba na ohia. imara asu isuo n'odo imaghi asu isuo na-ala. Aka di nwata mma ka oga ehibe nisi.

Ezi nwa umu igbo, rubere ndi na achi ulo akwukwu isi ka owere diri gi mma.

"A" "B" "C" bu ugwo onwa gi O buru n'oga ekwu omume. Weletara nne na nna gi "A" na "B" obu ugwo ha si ka ikwo ha maka iri ihe ori ha na enye gi mgbe nine.

imeka ha ga zaa oku Onyenkuzi kporo maka ajo agwa, bu ikpogide ha na obe ugboro abuo.

Classroom Rules and Expectations

1. Come to class prepared to learn. "Because sometimes you wouldn't."
2. Bring only what you need to class pencil, pen, ruler, and papers.
3. Show self respect and respect others.
4. Respect the property of others.
5. Raise your hand and wait to be recognized.

School Wide Grading Scale

30%	Test
30%	Project
30%	Class work
10%	Homework

I am available for conference from 9:30-10:30 am (whatever time of the day) on Tuesday. Please use the above referenced phone number to schedule for conference with me.

Believe me, this is all you need to be successful in the school if you do all that is stated here.

Try to have an open relationship with your teacher and your school staff. Learning and teaching will go smoothly if you follow your teachers instructions or directions.

You will get mixed up as you know if you are not polite and do as your teacher or school staff asks of you. Just never forget that the school is not set up to punish you or any of your friends. The teacher and members of the school staff are there to assist you and your friends to be successful productive citizens. You will indeed succeed 100% percent guaranteed.

Classroom Rules are very
simple but deadly as a
loaded gun if not obeyed.

You go to the hospital with your
parents; you go to the court
house with your parents, you go
to church with you parents. But
The only institution you enter
by yourself alone is school.
With many other students who
were sent away by their parents.
To succeed here you must listen
to and follow the school rules
that go like this:

School Rules!

Make your day at school go smoothly!
Welcome back to another year at school successful year 2007-2008.
We will be learning to solve Math problems daily.

School Wide Classroom Rules
1. Enter the room quietly; on time and sit in your assign seats
2. Enter the room with text book and needed supplies/materials.
3. Write the objective into your agenda immediately after entering the classroom.

4. Be courteous and respect the rights and property of others.
5. Raise your hand to speak at all time.
6. Food, candy, and drinks are to be consumed, only in cafeteria.
7. Gum is not allowed in school.
8. Enter the room quietly; on time and sit in your assign seats
9. Enter the room with text book and needed supplies/materials.
10. Write the objective into your agenda immediately after entering the classroom.

11. Be courteous and respect the rights and property of others.
12. Raise your hand to speak at all time.
13. Food, candy, and drinks are to be consumed, only in cafeteria.
14. Gum is not allowed in school.

Words of Wisdom

Nwa biara ije ga ala ala.
Onye obula nọ na-obodo
onye ozọ. Ọtụtụ ihe ga neme
kwa ya iji chetara ya na-ọbụ
onye ọbịa na-obodo ahụ.
Ụmụ Igbo, nwe nu ndịdị.
Otu ụbọchị ọgadị mma.

Madu's Ten Cardinal Commandments

1. You are chosen among your equal(peers) you will seek success and train yourself to endure all hardships. Success will be your fulfillment.

2. Cultivate true brotherhood; for by the aid of your brothers you will succeed or fail.

3. Beware of your tongue. Avoid idle conversation. Idle conversation will bring trouble to you.

4. Be vigilant, prudent; and of good courage. Be strong and decisive in your plans.

5. The most precious thing in the world of business is knowledge.

He who does not have it fails. He who has knowledge, people will invest in his powerful business plans. **Knowledge is power!**

6. **Never give up!** Success or failure, you must give all you got to the main objective.

7. You will succeed only if you demonstrate superior knowledge and skills. See to it that you submit yourself to this law- first knowledge and skills and then myself. Therefore success will be yours.

8.You must grasp the full purpose of every enterprise- the pros and cons so that you will triumph at the end.

9. Against all odd, strike through the center with chivalry, but leave no stone un-turn.

10. You can't win with your eyes closed. Keep your eyes wide open. Know the one basic principle of the game of life: control the center.

Why Let Yourself Be Divided

Why? Don't you know the principle of division?

Violence is a powerful instrument of divide and conquer.

Division creates instability in a nation or family. Division diffuses the power of control that lead the center to fall apart.

Even as a nation or family, once you let yourself divide, you become small and weak period.

A nation divided into clans, tribe, and race, loses that strength to put up a fight against foreign invaders. The family that let gossip and special interest divide them is like our immune system when attacked by germs.

Put your differences behind and work out a common solution among your ethnic make up. Stay together in your family structure which creates stability, and functions orderly.

Let us continue to work for unity! Like musical instrument we sound better when different cords are strike to make a melody. Unity brings harmony, peace and strength. My people, divided we fall. United we stand! Say it aloud: United we stand!

Don't let our nation or family be used as a battle-field. Nothing good comes out of division but chaos and the enemy will triumph.

Knowledge Is Power

Knowledge is power, and the Africans who built the pyramids in Egypt were not fools. It took knowledge of the art of masonry, the experience of a surveyor, and the determination of people who wanted to succeed.

To show the world the endless and repetitive pattern of laying stones, one at a time to the sky, they demonstrated to the world that continuous repetition and perseverance is the price to pay to be successful in all endeavors.

Their experiences in imitating nature – such as the rhythmic heart beat that pumps blood throughout the capillary to sustain life, the endless and repetition of the summer hot and cool breeze. Knowledge is more precious than any material wealth in the universe. To acquire knowledge, the only thing you need to have is perseverance and monotonous repetition of facts.

There are stories about people with knowledge who have acted alone in all works of life. By recounting the experience of those who have been effective with the power of knowledge, it is obvious to conclude that with power of knowledge, an individual can move a mountain.

By: A.A. Madu

Majestic Wings

Despite all the realities on the
ground,
Despite all the hardship,
We as a people are destined
to rise like dust.
We seek for the sky,
like a winged creature,
we want to be free of this
earth's embrace.
We want to sprout our wings
and fly away.
We long to see through the
eyes of an eagle.
Majestic birds of paradise.

-A.A MADU